ESSAI

SUR LES MALADIES

DES

GENS DE CHEVAL.

ESSAI
SUR LES MALADIES
DES
GENS DE CHEVAL,

Par ADRIEN-JACQUES RENOULT,

DE S. ARNOULT, DÉPARTEMENT DE LA
SEINE INFÉRIEURE,

Médecin, Chirurgien - Major de la Gendarmerie
d'Élite, Garde des Consuls.

Le nom de soldat est générique : il comprend les gens de pied et ceux de cheval, qui
sont les espèces. Celles-ci méritent que l'on en fasse une distinction particulière,
soit par rapport à la différence des membres dont elles sont composées, soit par
celui des influences de plusieurs causes qui agissent plus spécialement sur chacune;
COLOMBIER, *Hygiène militaire*, chap. I. art. III.

A PARIS,

DE L'IMPRIMERIE
DE BOSSANGE, MASSON ET BESSON.

XI. — MDCCCIII.

PROFESSEURS.

CITOYENS	COURS.
CHAUSSIER, DUMESRIL.	*Anatomie et Physiologie.*
FOURCROY, DEYEUX.	*Chimie médic. et Pharmacie.*
HALLÉ, DESGENETTES.	*Physique médicale et Hygiène.*
LASSUS, PERCY.	*Pathologie externe.*
PINEL, BOURDIER.	*Pathologie interne.*
PERILHE, RICHARD.	*Histoire naturelle médicale*
SABATIER, LALLEMENT.	*Médecine opératoire.*
PELLETAN, BOYER.	*Clinique externe.*
CORVISART, LE ROUX.	*Clinique interne.*
DUBOIS, PETIT-RADEL.	*Clinique de Perfectionnement.*
LE ROY, BAUDELOQUE.	*Accouchemens, Maladies des Femmes ; Éducation physique des Enfans.*
LECLERC, CABANIS.	*Histoire de la Médecine, Médecine légale.*
THOURET.	*Doctrine d'Hippocrate et Histoire des cas rares.*
SUE.	*Bibliographie médic.*
THILLAYE.	*Démonstration des instrumens de médecine opératoire, et des drogues usuelles.*

Par délibération du 19 frimaire an 7, l'École a arrêté que les opinions émises dans les Dissertations qui lui sont présentées, doivent être considérées comme propres à leurs Auteurs ; qu'elle n'entend leur donner aucune approbation ni improbation.

À

MON ILLUSTRE

ET

PREMIER GUIDE

DANS

L'EXERCICE DE L'ART DE GUÉRIR,

LE PROFESSEUR

PERCY,

INSPECTEUR GÉNÉRAL

DES

HÔPITAUX MILITAIRES

DE FRANCE,

A. J. RENOULT.

ESSAI

SUR

LES MALADIES

DES GENS DE CHEVAL.

INTRODUCTION.

On a beaucoup écrit sur la santé des militaires. Les guerres des anciens peuples les ont mis dans la nécessité d'avoir des Médecins à la suite de leurs armées ; et on lit, dans les Historiens, qu'ils avoient sur-tout le plus grand soin de la santé de leurs soldats. Cependant, les Médecins de ces tems reculés ne paroissent pas avoir fait beaucoup de progrès dans la médecine militaire, puisque l'on ne retrouve dans Tite-Live et d'autres, que l'exposition des désastres causés par les maladies, sans rien apprendre sur les moyens employés par l'art pour en arrêter le développement ou y remédier.

Ce n'est que depuis le milieu du seizième et le commencement du dix-septième siècle, que les Médecins se sont occupés avec succès de l'hygiène, de la médecine et de la chirur-

A 3

gie militaire. Les premiers Ouvrages estimés, depuis cette époque, sont ceux de Paré, de Botal, de Joubert, de Dickelius, Tassin, etc. Mais, depuis le milieu du dix-septième siècle, on a vu paroître une foule de bons Ouvrages sur cette matière.

Malgré ces nombreux et estimables Traités, il étoit réservé aux Médecins du dix-huitième siècle de compléter ce travail. C'est principalement aux Ouvrages de Meyzerey, Dezons, Pringle, Monro, Van-Swietten, J. A. Lorentz, Le Dran, Colombier, et de plusieurs de nos illustres contemporains, qu'on est redevable de ce perfectionnement, et la médecine d'armée, depuis leurs écrits, est devenue plus facile, et sa marche plus assurée a donné des résultats plus avantageux, et qui ont souvent consolé l'humanité des maux inséparables de la guerre.

De tous ces Auteurs, aucun ne paroît s'être occupé avec assez d'étendue des maladies qui affectent le plus particulièrement chaque espèce de corps armé. Cet oubli me semblant devoir être réparé par les Chirurgiens-Majors des troupes, je me suis proposé, avant d'entreprendre un travail plus étendu, d'offrir cet Essai aux grands Maîtres de l'Art, et de justifier, s'il m'est possible, les bienveillantes bontés du Gouvernement, qui, voulant sans doute récompenser quelques services que j'ai eu le bonheur de rendre comme Chirurgien de première classe dans les armées de Rhin et Moselle, d'Italie et d'Égypte, m'a confié l'une des plus honorables places de ma profession.

LES maladies qui affectent plus particulièrement les gens de cheval sont assez nombreuses, et les principales sont les contusions en général, l'hémophthisie, l'asthme, la phthisie pulmonaire, les hernies, l'hématurie, l'hydrocèle, le varicocèle, le sarcocèle, l'engorgement des glandes inguinales, les excoriations et duretés au raphé et aux ischions, les excroissances charnues à l'anus, l'engorgement des genoux, la goutte, la sciatique, les hémorrhoïdes, les varices, les douleurs aux cuisses, aux épaules, aux muscles de l'abdomen, de la poitrine, et sur-tout du diaphragme, les abcès gangreneux au coccix, les rhumes, les douleurs de tête, de rate, etc.

La plupart des causes de ces indispositions ou maladies se trouvent dans l'indocilité, les allures, le trop long exercice du cheval, et dans l'inexpérience, la timidité et l'inhabileté du cavalier.

Cette matière pourroit être l'objet de plusieurs volumes ; mais cet Essai sera des plus

concis, et je me bornerai à indiquer les moyens
d'éloigner les causes occasionnelles, renvoyant
pour leur traitement aux Auteurs de Théra-
peutique générale et spéciale.

DES CONTUSIONS.

La contusion est la maladie la plus commune dans la cavalerie. Elle a lieu par la rupture d'une infinité de petits vaisseaux sanguins, produite par l'impression violente et
subite de quelque corps orbe, pesant et dur
sur une partie quelconque, mais plus particulièrement les extrémités inférieures chez
les hommes dont je m'occupe. Leurs causes
éloignées sont la garde des écuries, le pansement des chevaux, le manège et les manœuvres ; causes qu'il seroit impossible, et
même ridicule, de vouloir éloigner de l'état
de cavalier.

Les contusions simples et légères, ne sont
ordinairement suivies d'aucuns symptômes
fâcheux, et le désordre n'est que local ; mais
les fortes contusions donnent toujours lieu à
des accidens plus ou moins graves, selon l'importance des fonctions des parties lésées.

On juge de la force d'une contusion par la
douleur et l'engourdissement que le malade

ressent dans la partie par la cause conton-
dante , et par la résistance qu'a pu opposer la
partie contuse.

Les effets de la contusion ne se bornent pas
toujours aux parties frappées ; les parties voi-
sines sont souvent ébranlées. Le tissu cellulaire , les systèmes vasculaires , sanguins et
nerveux , se ressentent du désordre causé par
le coup.

Les fortes contusions de la tête , des viscères , des lombes et de la moëlle épinière ,
qui sont très-souvent compliquées de com-
motion et de stupeur , sont des plus funestes ,
parce qu'elles sont suivies de dépôts intérieurs ,
ou , au moins , de la paralysie de la vessie
urinaire , de l'intestin rectum et des extrémités inférieures.

Au mois de germinal an X , je recueillis
l'observation suivante , applicable à l'un de
ces cas :

Mathieu Badion , Gendarme à cheval de la
Légion d'Élite , deuxième compagnie , reçut
au pansement du soir , du 17 germinal , un
coup de pied de cheval sur la région du pubis ; le crampon du fer fit plaie sur la branche gauche de cet os , et le fractura.

Le malade renversé sur le coup fut trans-
porté sur-le-champ à l'hôpital de la garde des
Consuls ; il y étoit à quatre heures du soir ,

une heure après son accident. On ouvrit la veine du bras dans la nuit; le lendemain matin, les urines n'ayant point encore reparu, et le malade ne voulant pas se soumettre à l'introduction de la sonde, la veine fut ouverte de nouveau; ce qui fut suivi de l'application des fomentations émollientes, des bains, des lavemens et de l'administration de la limonade pour boisson. La région du pubis, et surtout la verge, étoient échymosées. Vers la nuit les urines reparurent; elles étoient sanguinolentes, et accompagnées même de petits caillots de sang. La région hypogastrique étoit très-douleureuse; cependant l'application des moyens indiqués ci-dessus calma peu-à-peu les accidens, et le malade rentra au corps le dix-huitième jour après son accident.

Je le visitai à son arrivée, et je reconnus une cicatrice à la partie supérieure gauche du ligament suspensoire de la verge, à-peu-près à un pouce à gauche de la symphise. Une ligne saillante, qui a pris depuis de l'accroissement, indiquoit le lieu d'une fracture. Depuis dix mois que ce militaire est rentré à la Légion, il ne lui a pas encore été possible de supporter l'exercice du cheval. La présence d'une certaine quantité d'urine dans la vessie, lui cause des douleurs très-aiguës dans ce viscère. Il lui est impossible de garder ses urines plus de trois heures. L'aine droite est restée très-douloureuse, et paroît très - disposée à donner passage aux parties contenues. Cet homme est devenu, par son accident, absolument inapte à tout service militaire.

Les contusions qui affectent les articulations sont très-douloureuses, et peuvent être suivies d'accidens graves.

Le sang extravasé à la suite d'une contusion qui a rompu quelques vaisseaux, ne cause pas toujours de l'altération dans les parties qui le renferment ; il devient noir, compacte et glutineux, et se dissout. D'autres fois, longtems après l'accident, il devient un corps étranger, il irrite et il détermine une suppuration locale.

Dans les parties ligamenteuses et aponévrotiques, le sang épanché tend difficilement à la résolution, par le défaut de voies absorbantes ; alors il détermine de l'irritation, de l'étranglement, quelquefois même la gangrène.

La résolution des contusions ne peut se faire que par la dissolution des molécules du sang, au moyen de sucs plus déliés qui viennent s'y joindre, et par leur résorption à la faveur des cellules du corps graisseux et des embouchures des vaisseaux qui y communiquent.

Des chevaux vifs, ombrageux, indociles

au manège et aux manœuvres, des cavaliers jeunes, timides, souvent maladroits, telles sont les causes les plus ordinaires des nombreuses contusions qui ont lieu dans la cavalerie.

L'usage de la cuirasse est une cause de fréquentes contusions ; cette armure gêne aussi beaucoup la respiration.

Dans les allures du trot et du galop, les carabines à la grenadière occasionnent de violentes contusions aux genoux, aux cuisses et aux coudes, qui sont souvent suivies d'accidens fâcheux.

Mais il est des accidens tellement inhérens à certaines professions, qu'il faudroit une sagesse et une prudence plus qu'humaines pour les éviter.

DE L'HÉMOPHTHISIE.

LE crachement de sang est une maladie assez commune, sur-tout chez les jeunes cavaliers. A peine arrivés au régiment, on les fait monter à cheval sans étriers, et quelquefois à cru ou à poil : on les exerce aussi aux trois allures naturelles, qui souvent sont fort dures dans certains chevaux. La crainte de tomber jette l'apprenti cavalier dans un état de roideur et de contraction générale, qui interrompt, suspend même pour l'instant les mouvemens de la respiration.

Les tiraillemens et les secousses violentes qu'éprouvent leurs poumons, sur-tout sur le cheval appellé *sauteur*, intervertit l'ordre de la circulation, ralentit le cours du sang dans les vaisseaux pulmonaires, les engorge, les dilate, et les rompt même dans quelques parties. Alors le sang épanché produit une irritation dans la membrane sensible et irritable des bronches.

Cette irritation, communiquée rapidement dans tous les organes de la respiration, occasionne des mouvemens convulsifs qui constituent la toux violente, et produisent l'expectoration vive du sang chargé de bulles d'air ou écumeux.

Le crachement de sang étant le résultat de la lésion d'une fonction toujours très-importante, on sent assez qu'il peut entraîner les plus grands dangers.

Il peut se répandre assez de sang dans les voies aériennes pour suffoquer le malade.

Si ce sont seulement de petits vaisseaux pulmonaires qui sont déchirés, et qui donnent du sang, il y a tout lieu de craindre que les petites plaies qui en résultent ne viennent à suppuration, et qu'il ne s'ensuive une véritable phthisie, qui conduit tôt ou tard à la mort.

Aussitôt donc que les premiers symptômes de cette maladie se manifestent, il faut de suite suspendre toute espèce d'exercice à cheval, astreindre le malade à un repos sévère, lui interdire sur-tout l'entrée des écuries, dont la température trop chaude pourroit, en la quittant brusquement, renouveller la maladie, et même en faire naître une plus sérieuse.

Lorsque dans le cas de pléthore quelques saignées habilement ménagées, l'usage des béchiques, des narcotiques, et sur-tout des anti-spasmodiques, ont fait disparoître tous les accidens, il faut faire reprendre les exercices avec précaution et ménagement, et choisir sur-tout des chevaux d'une allure plus douce et qui soient plus dociles.

Cette prévoyance rentre dans les attributions du Chirurgien-Major de cavalerie, qui doit surveiller soigneusement l'éducation physique du jeune cavalier.

DE L'ASTHME.

L'ASTHME est une maladie de poitrine, accompagnée d'une espèce de sifflement dans les mouvemens respiratoires. On lui a donné les noms de *dyspnée* et d'*orthopnée*, qui signifient *respiration difficile*, *respiration debout*, situation en effet favorable au malade.

Les causes de l'asthme dans la cavalerie sont le passage subit de l'air chaud et humide des écuries à un air plus froid, l'absorption par les poumons de l'air vicié, chargé de la poussière des fourrages, et de cette poussière animale qui s'élève de la surface entière des chevaux lorsqu'on les étrille; enfin, l'état d'irritation et de relâchement où se trouvent les poumons à la suite des maladies thorachiques.

Lorsque l'asthme est le résultat d'une pléthore universelle, comme la suppression de pertes de sang ordinaires, le passage subit d'un air chaud à un air plus froid; cette espèce d'asthme s'appelle *sec* ou *convulsif*. Mais lorsque les humeurs séreuses affluent vers les poumons, abreuvent leur tissu et le relâchent notablement, ces circonstances constituent l'asthme humide ou humoral.

Le retour périodique de l'asthme est le résultat des changemens de tems et de saison. Les plus légers excès peuvent déterminer un accès d'asthme.

Cette maladie est ordinairement de longue durée, et aussi dangereuse qu'elle est fâcheuse. En effet, le malade croit, à chaque accès dont il est attaqué, que ce sera le dernier de sa vie, tant il se voit à la veille de ne pouvoir plus respirer.

Aussitôt donc que les premiers symptômes de cette maladie commencent à se manifester, il faut s'occuper des moyens propres à en éloigner les causes. L'entrée des écuries doit être sévèrement interdite au malade; il faut lui prescrire l'usage modéré du cheval, les incisifs et les discussifs, pour atténuer et dissoudre les mucosités qui pourroient s'être portées aux poumons, et donner en même-tems du ressort aux fibres de cet organe, et le mettre en état de résister à l'affluence de ces humeurs nuisibles qui causent l'asthme humide.

La saignée est très-indiquée dans l'asthme sec ou convulsif, qui est ordinairement accompagné de chaleur et de fièvre. La diète et les délayans sont aussi d'un très-grand secours dans les premiers tems de cette maladie; mais lorsqu'elle a pris un caractère fixe et opiniâtre, le malade est inapte pour toujours au service militaire.

DE LA PHTHISIE PULMONAIRE.

L'EXERCICE du cheval repris trop tôt à la suite de quelques maladies ; le trot et le galop d'un cheval dur et trop prolongés, l'exercice du *sauteur* au manège, sont souvent suivis de la phthisie pulmonaire.

Elle commence par une douleur légère, de la chaleur et de l'oppression à la poitrine. Les crachats sont striés d'un sang vermeil et écumeux ; ils sortent avec la toux et avec bruit ; le pouls est mol, foible et ondoyant ; la respiration difficile. Tous ces symptômes sont précédés d'une sensation aigre et salée dans la bouche.

La phthisie qui résulte d'un crachement de sang produit par une cause externe, sans vice interne préexistant, est, toutes choses égales d'ailleurs, la moins dangereuse, et c'est la plus commune chez les gens de cheval.

Lorsqu'il s'est formé une vomique dans le poumon, il faut en solliciter la rupture par l'usage du lait, l'exercice modéré du cheval, les vapeurs tièdes et les remèdes expectorans. Lorsqu'elle est abcédée on la traite comme un ulcère interne, ayant soin d'évacuer le pus le plus promptement possible, et de soutenir les forces du malade par des alimens nourrissans et de facile digestion.

Beaucoup de Médecins reconnoissent l'efficacité de l'équitation dans la cure de cette maladie ; mais ils ont tous eu soin de noter que c'étoit dans l'invasion. C'est particulièrement à la campagne que cet exercice doux et modéré peut être très - efficace. L'air vif et pur que l'on respire excite sur les poumons une douce titillation qui les dilate, et donne au sang une légère impulsion qui détruit les obstructions , et déterge les petits ulcères qui auroient pu se former.

***

DES HERNIES.

LES signes des hernies se distinguent en *diagnostics* et *pronostics*.

Les diagnostics font connoître l'espèce de hernie. Les yeux, et sur-tout le toucher, suffisent pour en connoître la situation. La difficulté est de juger si elles sont simples ou compliquées.

La hernie simple forme une tumeur molle sans inflammation ni changement de couleur à la peau , et qui disparoît lorsque le malade est couché de manière à relâcher les muscles abdominaux, ou lorsqu'on la comprime légèrèment, après avoir mis le malade dans une situation convenable. Si l'on applique le doigt sur l'ouverture qui donne passage aux parties, on sent leur impulsion quand le malade tousse. Toutes ces circonstances désignent en général une hernie simple.

Lorsque l'intestin forme la tumeur, elle est ronde, molle, égale, et rentre assez promptement en faisant un petit bruit.

Lorsque c'est l'épiploon, la tumeur n'est pas si ronde, si molle, ni si égale, et elle ne rentre que peu-à-peu sans faire de bruit.

On conçoit facilement que les tumeurs herniaires composées, c'est-à-dire, formées de plusieurs parties en même-tems, doivent présenter les signes des différentes espèces de hernies simples.

Quand les hernies sont compliquées d'adhérences seulement, les parties qui les forment ne rentrent que partiellement ou point du tout.

Lorsque les hernies sont compliquées d'étranglement, les parties sorties ne rentrent ordinairement point. L'inflammation y survient par l'augmentation de leur volume, qui ne se trouve plus en proportion avec le diamètre des parties qui livrent passage, et qui par-là sont censées retrécies, quoiqu'elles ne le soient que relativement. Ce retrécissement occasionne la compression des parties contenues dans la tumeur, et empêche la circulation des liqueurs. De là viennent successivement la tension, l'inflammation, et la douleur de la tumeur et de tout le ventre; le hoquet, le vomissement, d'abord de ce qui est contenu dans l'estomac, ensuite de matières chyleuses et d'excrémens; la fièvre, les agitations convulsives, la concentration du pouls, le froid des extrémités, et enfin la mort, sans de prompts secours.

On connoît plusieurs observations de hernies dont on a fait la réduction sans avoir détruit l'étranglement; il vient alors de la portion du péritoine qui étoit entre les piliers de l'anneau, laquelle, par son inflammation, forme un bourrelet qui étrangle l'intestin lors même qu'il a été replacé dans le bas-ventre. Dans ce cas les accidens subsistent toujours; il faut alors tâcher de faire reparoître la tumeur herniaire pour opérer le débridement. On trouve plusieurs observations de cas semblables dans les *Mémoires de l'Académie de Chirurgie.*

On reconnoît que les hernies sont compliquées de différentes maladies dont on a parlé aux signes propres de ces maladies, en ajoutant ceux de la hernie simple ou composée.

Le pronostic des hernies se tire de leur

volume, de l'âge du malade, du tems que la hernie a mis à se former, des causes qui l'ont produite, du lieu qu'elle occupe, de sa simplicité, de sa composition et de sa complication.

Cette maladie est la plus commune et la plus fréquente chez les gens de cheval. Cette classe est peut-être la seule dans laquelle on trouve près du dixième d'hommes attaqués d'hernies. D'après le dénombrement fait en 1774 par le Professeur Sabatier, Chirurgien - Major de l'hôtel des Invalides, des sujets attaqués de hernie dans cet établissement, il ne s'en est trouvé que sept sur cent; mais parmi ces sept, combien se trouvoit - il d'anciens cavaliers ? C'est ce qui ne fut point constaté, au moins n'en est-il pas parlé dans le XVe. volume des *Mémoires de l'Académie de Chirurgie*, qui contient des détails très - intéressans sur cet objet.

Le Professeur Percy a fait des recherches scrupuleusement suivies sur cet objet, et il est demeuré convaincu que près du dixième des cavaliers étoit atteint de hernie, ce qui m'a engagé à m'étendre un peu plus sur ce genre de maladies.

Le cavalier devant apporter au service un corps sain et bien constitué, je ne suppose en lui aucune cause prédisposante de hernie, en conséquence , je vais réduire à deux les causes des hernies contractées dans la cavalerie.

La première est le défaut de proportion du volume des intestins avec la capacité du ventre.

La seconde est l'impulsion des intestins sur l'enceinte de cette capacité.

La nature a assigné à chaque organe son domicile spécial, et elle a pourvu à ce qu'il pût y remplir librement ses fonctions, ayant eu soin de placer chacun selon son importance et sa fragilité.

La cavité abdominale est exposée à des changemens de dimension fréquens et variés. Si par un dé ces changemens le ventre vient à perdre tellement de sa capacité, qu'il ne suffise plus pour contenir les intestins, ceux-ci pressés de toutes parts , et cependant incompressibles , jusqu'à un certain point, tâchent d'échapper à la gêne qu'ils éprouvent ; ils se portent et agissent également sur toute l'enceinte intérieure du ventre ; mais la résistance des parties osseuses et du diaphragme qui ne leur cède que momentanément, les détermine à se porter où ils trouvent moins de résistance, et principalement sur la région hypogastrique, où trouvant des points moins capables de réaction et conformés plus foiblement , cèdent bientôt, et donnent passage aux intestins et à l'épiploon qui vont former tumeur herniaire.

Or, ces points sont les ouvertures pratiquées aux aines et au haut des cuisses pour le passage des organes de la virilité et des vaisseaux, et des nerfs qui portent la vie et la sensibilité aux extrémités inférieures.

La hernie prend le nom de *crurale*, ou d'*inguinale*, d'*enterocèle*, d'*épiplocèle* et d'*entero-épiplocèle*, selon le lieu de son apparution et les parties dont elle est formée.

Telle est l'origine des hernies par défaut de proportion de la capacité du ventre avec les intestins.

La seconde cause des hernies résultantes de l'impulsion intestinale, peut être seule ou accompagnée de la première. Dans ce cas elle n'agira que foiblement, et si elle est suivie de quelqu'effet, c'est moins à elle qu'à la première que l'on devra l'attribuer. Mais, seule et libre dans son activité, elle donne d'autant plus sûrement lieu aux hernies, qu'on peut plus difficilement la corriger et l'éviter.

Les attaches des intestins sont, comme on le sait, fort lâches ; leurs liens très-peu serrés leur donnent la facilité de flotter librement dans le bas-ventre. D'après cette disposition ils obéissent à leur pesanteur, quelle que soit la position dans laquelle se trouve le sujet.

La situation de l'homme à cheval est la même que celle de l'homme debout; mais dans celui-ci, à moins qu'il ne s'exerce à la danse, au saut, où à l'escrime, etc. les intestins n'obéissent qu'à leur pesanteur, qui est trop fortement contrebalancée pour qu'ils puissent se faire jour au-dehors.

Dans le cavalier au contraire, les intestins subissent des secousses, des mouvemens qui sont en raison de l'espèce et de la dureté de l'allure du cheval, et dont l'effet est de multiplier singulièrement les forces de pression ordinaire des intestins et se déterminer, d'établir un élan impulsif qui les jette vivement et par alternatives contre la région inférieure de l'abdomen, où leur propre pente les a déjà attirés.

Chaque partie de cette région se ressent de leur impétuosité, mais elle se partage inégalement. C'est sur ceux qui se trouvent en rapport de direction avec elle, et moins capables de la soutenir, c'est-à-dire, sur les ouvertures dont j'ai déjà parlé, qu'elle s'exerce plus fortement; et lorsque l'action des agens qui la produisent se soutiennent long-tems, la force de résistance qu'elles possèdent est bientôt épuisée; contraintes d'obéir, elles laissent échapper les intestins peu-à-peu, ou tout-à-coup, pour former une hernie qui se manifeste plutôt à l'aine qu'au pli de la cuisse ; sans doute parce que les anneaux des muscles obliques sont plus soumis à la force impulsive, plus évasés, moins exactement remplis, et qu'ils sont d'ailleurs composés de manière à prêter plus facilement que l'arcade crurale qui, construite plus solidement, peut encore par sa situation éluder plus volontiers cette force d'impulsion.

Les hernies du côté droit qui, dans la cavalerie, sont, comme dans les autres états, beaucoup plus communes, incommodent doublement le militaire par la difficulté qu'il éprouve à monter à cheval avec son bandage, et par les risques qu'elles ne s'échappent par le mouvement de cet acte.

Voilà les deux sources auxquelles on peut remonter pour expliquer la formation des hernies contractées au service dans la cavalerie : je ne dis cependant pas qu'elles lui soient exclusivement propres. La plupart de celles qui affligent les autres hommes, ont été contractées dans des états tout - à - fait opposés : le même concours est aussi rare que difficile.

On conçoit difficilement que les intestins puissent jouir d'une agitation impulsive capable de l'effet que je lui ai attribuée, lorsque les parties environnantes sont resserrées sur ces intestins, et que leur étroitesse va jusqu'à les embrasser avec la plus parfaite intimité , ainsi qu'il arrive dans certains cas. Cependant on peut admettre cette doctrine, en ne supposant aux intestins qu'une impulsion empruntée. C'est ainsi, par exemple, que le ventre retréci , soit par les vêtemens , soit par la position que garde un cavalier , lorsque manœuvrant la tête élevée, le tronc droit, la poitrine saillante , et par conséquent les muscles abdominaux , et sur - tout les droits tendus , le diaphragme leur imprime , non une secousse impulsive , telle que celle du cheval trottant , mais une véritable impulsion qui peut lui équivaloir et donner également naissance à la hernie.

Les travaux d'escadrons , des manèges , les sauts véhémens , la fougue irréprimable des chevaux , les fatigues diverses de la cavalerie, sur-tout en tems de guerre, les coups de pieds, les chûtes, enfin, les efforts de tout genre auxquels elle est assujettie, ne produisent la hernie comme je viens de le dire , et toutes les occasions de cet accident sont tellement inhérentes à la profession de cavalier, qu'il seroit inutile de vouloir l'en préserver par leur éloignement.

L'usage habituel des bandages, recommandé par quelques Auteurs comme moyen préservatif des hernies , est innaplicable aux cavaliers, déjà trop insoucians sur la conservation de leur santé.

Ce seroit par la confection de leurs vêtemens qu'il seroit peut-être possible de combattre quelques causes occasionnelles de cette maladie; veiller, par exemple, à ce que leurs vestes ne soient pas trop étroites, leur faire porter des bretelles pour éviter cette constriction de ceintures des culottes, cause fréquente des hernies.

Le Professeur Percy, lorsqu'il servoit dans la cavalerie, s'est beaucoup occupé de la cure prophylactique de ces maladies. Il en a souvent entretenu ses disciples, et il existe de lui un modèle de culottes propre à mettre à l'abri des hernies les gens de cheval destinés à de grands exercices.

Les Anglois sont plus sujets que nous aux hernies, à cause de la laxité de leurs fibres et des boissons tièdes qu'ils prennent abondamment ; cependant leur manière de monter à cheval avec des étriers courts, les en préserve plus que la nôtre.

Le Roi George II, surpris de voir donner quatre-vingt-deux congés de réforme dans un seul régiment de cavalerie, pour cause de hernies, proposa un prix de cent mille écus à quiconque trouveroit le moyen d'obvier à cet accident.

Les cavaliers Africains et Asiatiques sont rarement affectés de hernie. J'ai eu dans le Levant de fréquens rapports avec de nombreuses tribus d'Arabes, avec les Mameluks et une armée de soixante mille Turcs, au milieu de laquelle j'ai resté près de deux mois avec le Général Désaix, que je suivois depuis long-tems : instans trop rapides de ma vie, que les constantes et indulgentes bontés de ce Héros rendront toujours présens à ma mémoire !

J'ai donc observé que les hernies sont très-rares chez les cavaliers orientaux. Le Médecin du Grand-Visir, presque le seul pour une armée aussi nombreuse, me confirma dans cette opinion. Je crois que cela tient à ce que leurs étriers sont très-courts, et que leurs amples vêtemens laissent la région abdominale dans une liberté parfaite.

Lorsque le cavalier saute à cru sur son cheval, il s'expose aux hernies, par la construction des muscles du bas-ventre et la violente secousse qu'il éprouve.

Paul d'Égine défend l'équitation à ceux qui ont déjà des hernies ; en effet, cette maladie est une de celles auxquelles l'équitation est contraire.

DE L'HÉMATURIE.

DANS la cavalerie, le pissement de sang est souvent le résultat des secousses violentes que font éprouver les allures d'un cheval fougueux, et dont l'effet se porte sur-tout sur les viscères du bas-ventre. De là viennent les stases ou le ralentissement de la circulation, qui amènent des engorgemens, et quelquefois des ruptures dans les vaisseaux des reins ou de la vessie.

Cette maladie m'a paru plus rare dans nos contrées que dans les pays chauds. En Égypte, par exemple, l'hématurie est une maladie très-ordinaire, sur-tout dans la Thébaïde et les environs de la Nubie. Les cavaliers, et même quelques fantassins de notre armée, en furent fréquemment attaqués.

L'excessive chaleur du climat, et la prodigieuse activité de l'armée, me parurent les premières causes déterminantes ; ensuite une transpiration continuelle et abondante qui rendoit les urines rares, épaisses, irritantes. Une équitation longue et forcée sur des chevaux aussi indociles que fougueux, déterminèrent chez plusieurs cavaliers un pissement de sang habituel, dont les causes, trop long-tems négligées, ont sans doute donné lieu à de varices vésicales qui renouvellent encore présentement cette maladie chez plusieurs militaires depuis notre retour en France.

Celse défend l'exercice du cheval dans ces affections des reins et de la vessie ; mais ces préceptes ne pouvoient être suivis dans l'armée d'Orient, que la nécessité soumettoit aux plus pénibles fatigues, dont les annales de la guerre puissent rappeler le souvenir.

DE L'HYDROCÈLE.

L'HYDROCÈLE est une tumeur du scrotum formée par une collection de lymphe.

Les Anciens mettoient cette maladie au nombre des hernies fausses ou humorales.

On distingue deux sortes d'hydrocèles ; l'une qui est produite par l'infiltration de la lymphe, l'autre par son épanchement.

L'hydrocèle par épanchement est une maladie assez commune chez les gens de cheval. Son siége le plus ordinaire est dans la tunique vaginale du cordon ou du testicule. C'est une tumeur ronde et oblongue, lisse et égale, placée dans le scrotum ; elle est indolente, l'impression du doigt n'y laisse pas de trace, et l'on y sent la fluctuation d'un liquide épanché.

La tuméfaction du scrotum dans ses progrès, couvre la verge au point qu'elle ne paroît souvent que par la peau du prépuce.

L'espèce d'hydrocèle qui se forme dans la tunique vaginale du testicule est la plus ordinaire chez les gens de cheval. Cette tunique forme réellement un sac qui contient toujours de l'eau.

Lorsque quelques causes extérieures, telles que des coups, des chûtes, des froissemens, ont occasionné de l'irritation sur les testicules, ces organes enflammés se trouvent surchargés de sérosité, ou bien ils sont gonflés et perdent de leur ressort. Dans ce cas les bouches des vaisseaux qui aboutissent à son enveloppe immédiate, l'albuginée, n'ayant plus sa tonicité ordinaire, laissent pleuvoir ou transuder cette sérosité qui s'amasse entre la tunique vaginale et le testicule, et forment l'hydrocèle par épanchement, la plus commune parmi les cavaliers.

On préviendroit souvent cette maladie en faisant porter à ces militaires des culottes dont l'enfourchure s'adapteroit bien au périnée, et soutiendroit les bourses.

L'usage habituel du suspensoire est d'une utilité reconnue pour prévenir ou arrêter cette maladie.

Ceux qui ont eu des engorgemens vénériens

aux bourses et aux testicules, devroient toujours porter un suspensoire pour prévenir bien des maladies que l'équitation développe souvent dans ces parties.

Pendant tout le tems que j'ai été chargé en chef du service de l'hôpital de la garde des CONSULS, je laissois rarement sortir un cavalier sans lui faire délivrer deux suspensoires, et j'ai eu lieu de me louer de cette précaution, qui a été très-utile à beaucoup de ces militaires.

DU VARICOCÈLE.

LE varicocèle est une tumeur des testicules ou des cordons spermatiques, occasionnée par l'engorgement et la dilatation des veines de ces parties. Dans cette maladie, on sent le testicule ou le corps pampiniforme composé de gros nœuds. Si l'on n'y remédie pas d'abord, la dilatation occasionnée par le sang engorgé, est bientôt suivie de douleur et de gonflement à l'épidydyme et au testicule ; elle peut aussi par la suite donner lieu à un hydrocèle.

Cette maladie, fort commune dans la cavalerie, est difficile à guérir quand elle est chronique, considérable, et le résultat d'un froissement ou d'une compression trop fortement

et

et trop long-tems continuée sur les veines du scrotum et spermatiques, qui souvent s'engorgent et s'affoiblissent par les secousses violentes que fait éprouver l'équitation.

Le testicule gauche est le siége le plus ordinaire de cette maladie, parce que l'S du colon souvent gorgée de gros excrémens, sur-tout chez les personnes constipées, comprime les vaisseaux spermatiques qui rapportent le sang du testicule gauche. Telle est sans doute la raison pour laquelle, même dans l'état naturel, ce testicule est toujours plus gros que le droit, et que dans les suppressions d'écoulement gonorrhoïque, il s'enflamme plutôt que son congenère. Petit donne aussi pour raison de cette susceptibilité du testicule gauche à s'enfler plutôt que le droit, la difficulté qu'éprouve la veine spermatique à se jeter dans l'émulgente, où elle s'abouche plus ordinairement de ce côté que de l'autre.

Les bandages herniaires mal appliqués, des ceintures trop serrées et portant sur le pubis, peuvent donner lieu au varicocèle, de même que de violentes secousses, sur-tout lorsque les testicules sont abandonnés à leur propre poids.

La grosseur et les nodosités du cordon spermatique, dans le varicocèle, font souvent soupçonner une hernie. Il se manifeste en effet des symptômes communs, gonflement au testicule, douleur à l'aine et dans tout le scrotum, des coliques et des douleurs dans les reins, suite du rapport des émulgentes avec les spermatiques. L'application d'un bandage dans ce cas pourroit avoir de fâcheux résultats. Trop souvent cependant on en a appliqués.

Quelquefois le testicule est recouvert de varices qui le rendent inaccessible au toucher, et lui donnent l'apparence d'un sarcocèle. D'autres fois un groupe de varices, placé au-dessus, imite un second testicule.

Le Professeur Percy parle d'un varicocèle qui étoit de la grosseur des deux poings, suite d'un coup de pied de cheval. Une des varices s'étant déchirée, bientôt le scrotum du côté malade devint énorme, échymosé, noir, état qui se propagea bientôt à l'autre côté. Ce Professeur en fit l'ouverture, en retira de très-gros caillots de sang, et profita de cette opération pour emporter les lambeaux de la varice ouverte et de deux autres, ce qui guérit le malade. L'eau alumineuse fut employée pour arrêter l'hémorrhagie.

La situation horizontale du corps est très-avantageuse dans cette maladie, parce que dans cette position le retour du sang devient plus libre.

Pour prévenir et combattre cette maladie chez le cavalier, il faut l'obliger à porter un suspensoire, afin de prévenir le tiraillement et la douleur que pourroient causer le poids du scrotum, en laissant les bourses libres et pendantes dans les manœuvres et les exercices du cheval. Ce bandage doit être d'un usage constant dans toutes les maladies de cette partie.

DU SARCOCÈLE.

LE sarcocèle est une tumeur du testicule accompagnée de rénittence, sans douleur, du moins au commencement, et qui croît peu-à-peu. C'est ordinairement le corps même du testicule augmenté de volume par l'accroissement de sa substance et l'engorgement de ses vaisseaux.

Les causes du sarcocèle dans la cavalerie sont les coups, les chûtes, les contusions, les froissemens, les fortes compressions du testicule ou de l'épidydyme ; les stases sanguines ou séminales, produites dans les testicules par les secousses d'une équitation longue et rapide ; accidens qui sont suivis de l'engorgement dur et squirreux de ces organes, et que l'on appelle enfin *sarcocèle*.

Telles étoient sans doute les causes d'impuissance qu'Hippocrate avoit remarquées chez ceux qui montoient assiduement à cheval, et particulièrement la nation entière des Scythes.

Aristote paroît d'un sentiment opposé, lorsqu'il dit que l'équitation rend propre à l'amour ; mais il n'a sans doute voulu parler que de l'exercice modéré du cheval.

L'effet des différentes causes relatées peut être très - prompt, et former une maladie aiguë inflammatoire, que l'on combat par un régime sévère et un traitement approprié. Mais on ne donne proprement le nom de *sarcocèle* qu'à l'engorgement permanent et invétéré du testicule.

L'usage inconsidéré des résolutifs trop actifs peut causer l'induration du sarcocèle, qui devient d'abord squirreux, et peut ensuite dégénérer en cancer.

Il faut s'attacher à bien distinguer le sarcocèle des autres tumeurs du testicule. Il est aisé de ne pas le confondre avec la hernie intestinale ou épiploïque, puisque dans le sarcocèle le pli de l'aine est libre, à moins qu'il n'y ait complication de deux maladies, ce que l'on reconnoîtra par les signes particuliers qui les caractérisent. Forestus rapporte l'exemple d'un hydrocèle qui fut pris pour un sarcocèle.

Toute la substance du testicule n'est pas toujours comprise dans la tumeur; le sarcocèle ne paroît quelquefois que comme une excroissance charnue qui s'élève sur le corps même du testicule. Le tout peut nous mettre à même de reconnoître l'état précis des choses.

Le pronostic du sarcocèle est différent, suivant les causes qui l'ont produit, suivant son volume et les progrès plus ou moins rapides qu'il a faits, et suivant les dispositions qu'il a à ne pas changer de caractère, ou à suppurer s'il devient phlegmoneux, ou à dégénérer en cancer s'il est d'une espèce squirreuse.

L'usage des suspensoires est un des moyens les plus efficaces pour prévenir les causes de cette maladie, ainsi que de toutes celles du scrotum.

Les sarcocèles volumineux dont parlent Dionis, Hevin et Scotte, ont tous été remarqués sur des Africains ou des Asiatiques. J'en ai moi-même observé un énorme que portoit un malheureux dans la Haute-Égypte. L'usage des culottes est inconnu chez les habitans de ce pays : les riches seulement portent de très-larges pantalons. Leurs testicules, en général fort gros, sont pendans et exposés à de fréquentes et violentes contusions, sur-tout dans l'équitation. Lorsqu'une fois cette maladie se déclare, elle fait des progrès d'autant plus rapides, que le malade ne prend aucunes précautions pour en arrêter la marche, qui devient de jour en jour plus rapide par le ballottement et le volume toujours croissant de la tumeur. L'Égyptien dont je viens de parler marchoit encore avec assez de facilité sans soutenir son pénible fardeau, qui descendoit cependant jusqu'aux genoux. Cette tumeur étoit ulcérée à plusieurs endroits de sa base. J'en avois pris les dimensions exactes ; mais dans une nuit de bivouac très-obscure, je les perdis, ainsi que mes chevaux et le reste de ce que je possédois, qui me fut enlevé par des Arabes Bédouins, les plus adroits et les plus intrépides voleurs du monde connu.

Il paroît donc constant que les sarcocèles, et sur-tout ceux d'un volume considérable, sont bien plus communs en Asie et en Afrique qu'en Europe. La cause de cette différence ne viendroit - elle pas plutôt du défaut de moyens contentifs employés par les peuples de ces parties du globe, que de l'usage immodéré de certaines épices, comme l'ont pensé divers Auteurs ?

DES ENGORGEMENS AUX AINES.

L'ÉQUITATION longue et pénible fait naître quelquefois aux glandes inguinales des engorgemens lymphatiques, que l'on a pris souvent pour des bubons vénériens, et que l'on a même été jusqu'à traiter comme tels. L'erreur peut être dissipée par des questions faites au malade, sa confiance et la connoissance de ses habitudes, et de ses exercices.

La cause de cette affection se trouve dans les secousses du mésentère et du paquet intestinal, desquelles résulte la suspension des fonctions des vaisseaux lymphatiques ; alors la lymphe, qu'une contraction forcée des extrémités inférieures accélère vers les glandes, y séjourne trop long-tems et cause les accidens dont je viens de parler.

Le repos, des frictions alkalines ou résolutives, et sur-tout la cessation de l'équitation, sont les moyens les plus efficaces pour arrêter les progrès de la maladie et la faire disparoître entièrement.

DES EXCORIATIONS ET DURETÉS AU RAPHÉ ET AUX ISCHIONS.

CES affections sont très - communes chez les gens de cheval. Un grand nombre d'Auteurs en ont parlé. Selon la traduction de Vallesius, Hippocrate, dans sa septième épidémie, entendoit par Ἱππουρίς un ulcère calleux aux fesses.

Fœsius, dans son *AEconomia Hippocratis*, prétend que par Ἱππουρίς ce grand homme a voulu indiquer une foiblesse ou quelqu'autre incommodité de cette nature, qui se forme aux parties génitales de ceux qui sont trop souvent et trop long-tems à cheval. Cependant le mot Ἱππουρίς, par lequel Hippocrate a indiqué une maladie, est rangé par Le Clerc dans les maladies de la cinquième classe, désignée par l'oracle de Cos sans nom précis ni description, de sorte qu'on ne peut les reconnoître : « Telle est encore celle qu'il » nomme Ἱππουρίς, dit l'Historien de la Mé- » decine, par où l'on soupçonne qu'il mar- » que une certaine sorte de fluxion longue » et opiniâtre, qui se jette sur les parties gé- » nitales de ceux qui vont trop long-tems et » trop souvent à cheval, ou une foiblesse ou

» quelqu'autre incommodité de ces mêmes
» parties provenantés de a même cause ».
*Hist. de la Méd. Ire. partie, livre III, cha-
pitre XII, page* 184.

L'illustre Sauvages a aussi parlé de ces excoriations : c'est ce qu'il appele *proctalgia intertriginosa ;* et c'est l'*intertrigo ani* de Sennert.

Les jeunes cavaliers sont sur-tout très-sujets à ces sortes de maladies, jusqu'à ce qu'ils ayent acquis assez d'aplomb sur leurs chevaux. Ceux qui ont de l'embonpoint et qui suent beaucoup dans les grandes chaleurs, s'écorchent au périné ; il leur survient aussi quelquefois une éruption prurigineuse aux cuisses, produite par les sueurs et la culotte de peau. Le repos, la propreté et quelques dessicatifs suffisent ordinairement pour les guérir. Bien des cavaliers versent dans leurs culottes une livre de poudre à poudrer les cheveux : le mouvement du cheval fait l'effet d'un soufflet qui applique continuellement cette poudre contre les excoriations.

Une maladie particulière, assez ordinaire chez les cavaliers, et dont personne, je crois, n'a encore parlé, c'est l'apparution d'espèces de protubérances celluleuses qui viennent à la marge de l'anus, sans douleur, ni changement de couleur à la peau. Elles acquièrent quelquefois un volume considérable, et sont le résultat du relâchement du tissu cellulaire de cette partie, et elles ne gênent point dans l'équitation ; cependant elles servent souvent de prétexte aux cavaliers pour solliciter des exemptions de service , quelquefois même leur réforme. Ils ne peuvent au reste en imposer à ceux qui connoissent bien toutes les maladies résultantes de l'équitation.

DES EXCROISSANCES CHARNÛES A L'ANUS.

IL survient aux gens de cheval des tumeurs sarcomateuses à l'anus, qui ressemblent beaucoup aux condilômes , aux fics vénériens , et qui ont donné lieu à de fréquentes méprises. Hecquet les appelle *fausses hémorrhoïdes.*

Martial faisant allusion à cette espèce de maladie, dit :

Stragula succinti venator fume veredi :
Nam solet a nudo surgere ficus equo.

Lib. XIV. Épigr. 86.

Ramazzini rapporte l'histoire d'un jeune écuyer qu'une pareille excroissance embarrassoit et humilioit beaucoup.

Ces tumeurs indolentes, dans le principe, peuvent s'enflammer, s'ulcérer, et dégénérer en carcinome par une équitation pénible et trop long-tems soutenue, et sur-tout pendant les grandes chaleurs.

Elles peuvent être produites par le frottement, un froissement ou une contusion à la marge de l'anus, une excoriation négligée, l'équitation sur des chevaux à cru, et qui ont des allures fort dures. Le repos, la propreté et les bains, sont des moyens à employer pour dissiper l'inflammation douloureuse qui peut les accompagner. L'amputation et la ligature offrent ensuite les moyens d'en débarrasser le malade, à moins qu'elles ne soient assez indolentes pour l'engager à les conserver.

Quelquefois les cavaliers éprouvent subitement au périné une douleur vive, une sensation comme celle d'une corde qui se romproit avec force, en sautant une haie ou un fossé. La douleur est des plus cuisantes ; les malades sont obligés souvent de garder le lit pendant plus d'un mois. Cet accident est sans doute la suite de la rupture de quelques fibres musculaires.

L'équitation longue et pénible, occasionne aussi quelquefois une constipation qui est elle-même suivie d'une inflammation du rectum, qui se propage fort haut, et que l'on combat efficacement par l'usage des lavemens.

DE L'ENGORGEMENT DES GENOUX.

La contusion des genoux est une des maladies les plus dangereuses auxquelles soient exposés les gens de cheval. Elle a particulièrement lieu lorsque dans les manœuvres les chevaux se pressent les uns contre les autres et serrent les cavaliers, jusqu'à les enlever et leur faire jeter les hauts cris. Ces contusions, ces froissemens, donnent lieu à des engorgemens articulaires, suivis d'accidens souvent très-graves. Il est peu de praticiens qui ne connoissent cette maladie et les soins avec lesquels elle doit être traitée.

La Chirurgie paroît être un peu en retard sur le traitement. Quoique Guntherus et d'autres ayent écrit sur ce sujet d'une manière assez satisfaisante, on perd encore beaucoup d'hommes par cette maladie.

Henry Park a écrit une brochure sur les tumeurs des genoux et des coudes. Il conseille d'emporter l'articulation avant que les tégumens ne soient tout-à-fait détruits, et il cite des exemples de personnes guéries de carie de ces articles, qui détruit à la vérité leur

articulation, mais qui laisse le jeu des doigts.
Ce célèbre Chirurgien Anglois ne recommande
que foiblement ces procédés pour les maladies
du genou.

Souvent, au lieu du pus que l'on s'attend
à voir couler de l'ouverture d'un abcès au
genou, il n'en sort que du vent. *Rivière* rapporte ce cas dans sa *IIIe Centurie.* Avant lui
Galien, *Avicène*, *Amatus Lusitanus* et *Am-
broise Paré*, ont aussi observé ce phéno-
mène. *Heister* a traité des fongus des genoux
(*Instit. Chirurgicæ*, lib. I, page 345.) *Gottwal
Schuster* cite (*Observ. Thérap.* XXIX) une
guérison d'une tumeur au genou survenue
après une chûte de cheval, au moyen de frictions d'alkool très-fort et très-camphré, et de
sachets remplis de plantes aromatiques.

Lorsque cette maladie se déclare, le repos
parfait, la position horizontale, l'application des émolliens, et sur-tout des bains,
sont les indications à remplir, pour prévenir les dispositions inflammatoires, qui, dès
qu'elles disparoissent, nécessitent l'emploi
des résolutifs, des alkalins, des douches.
Ces moyens sagement appliqués, suffisent
quelquefois pour suspendre et détruire
même les premiers progrès de cette maladie ; mais lorsqu'elle continue sa marche et
prend un caractère opiniâtre, elle rentre dans

la classe des maladies communes à tous les
états.

DE LA GOUTTE.

Lᴇs douleurs des articulations prennent le
nom de *goutte*, lorsqu'elles sont l'effet d'une
cause peu évidente. Les douleurs des causes
bien connues, telles que les suites d'une
luxation, d'un coup, d'une chûte, ne portent point le nom de *goutte*. Les douleurs qui
ont le plus d'analogie avec la goutte, et qui
sont peut-être aussi violentes et aussi intolé-
rables, sont les rhumatismales, qui parcou-
rent aussi successivement les articulations,
mais qui sont aussi l'effet d'une cause con-
nue, d'une intempérie de chaud et de froid,
et quelquefois il arrive que ces douleurs dégénèrent en goutte.

La goutte est cette douleur vive et presque toujours brûlante des articulations qui,
comme dit Sydenham, commence à trente ou
quarante ans à attaquer l'articulation du gros
orteil, le plus souvent le gauche, quelquefois
les talons ou les malléoles, et plus rarement
quelques-unes des articulations des doigts de
la main.

Douleur brûlante, gonflement, rougeur à

la peau, impossibilité de mouvoir la partie attaquée ; tels sont les symptômes de la goutte.

La douleur qui s'étoit d'abord fixée au gros orteil du pied, les attaque tous deux dans les paroxismes suivans, et fait des progrès en s'étendant successivement aux diverses articulations des extrémités inférieures. Elle fait les mêmes progrès aux extrémités supérieures, parcourt la colonne vertébrale, et va jusqu'à l'articulation de la mâchoire inférieure. Elle étend son domaine avec les années, parcourant successivement toutes les articulations, sans abandonner les premières où elle s'est fixée. Enfin, elle cause de longues et affreuses douleurs, et accélère souvent le terme de la vie.

Cependant cette maladie se borne assez ordinairement aux pieds, aux mains et aux hanches. C'est pour cette raison que, d'après les Grecs, nous la nommons *Podagre*, *chiragre* et *sciatique*. Selon Galien, la podagre est toujours le premier symptôme de la goutte.

Une douleur souvent insupportable n'est pas le seul symptôme de la goutte, elle est encore accompagnée d'inquiétudes, d'insomnies, etc. Ce qu'il y a de remarquable dans cette maladie, c'est que la douleur, à quelque degré qu'elle puis monter, n'est jamais suivie de mouvemens convulsifs, et que l'in-

flammation brûlante, accompagnée de gonflement, de battemens, de tiraillemens, ne se
termine jamais en suppuration. A l'arrivée du
gonflement la douleur diminue, et quand il
commence à se dissiper, le reste de la maladie disparoît; il ne reste plus qu'une déman-
geaison à la peau, dont l'épiderme jaunit
peu-à-peu, sèche et tombe par écailles; la
partie reprend son état ordinaire, à la couleur près, qui demeure quelque tems vio-
lette.

Quoique la goutte, quand elle est récente
et d'un caractère benin, ne laisse aucune
trace après que l'accès est parfaitement fini,
cependant en vieillissant, et lorsqu'elle est
d'une mauvaise qualité, elle laisse sur les parties qu'elle attaque des dépôts qui usent la
peau, l'enflamment et la percent; elle tumé-
fie les têtes des os, et détruit en s'invétérant
le mouvement des membres.

La goutte est une maladie intermittente;
elle revient tous les ans, même plusieurs fois.
L'hiver, le printems et l'automne sont ses
saisons. Sa durée n'a rien de limité; cependant Hippocrate, dans ses *Aphorismes*, la
fixe à quarante jours. Ses premiers accès du-
rent moins long-tems; ils augmentent avec
l'âge, de manière que les vieux goutteux le
sont les trois quarts de l'année, et ne sont

un

un peu tranquilles que dans les plus fortes chaleurs.

Cette maladie est très-commune chez les gens de cheval. Sa principale cause paroît dépendre d'une équitation longue et pénible , et sur-tout sans étriers. Les Numides qui montoient à cheval à cru , et les Romains qui ne se servoient point d'étriers, étoient très-sujets aux attaques de goutte.

DE LA SCIATIQUE.

La sciatique est une véritable goutte, quoique j'en fasse un article séparé. Ses premières atteintes se font ordinairement sentir dans l'os sacrum; de là la douleur se répand avec plus ou moins de rapidité dans la hanche, le long de la cuisse , au genou, quelquefois même jusqu'aux pieds. Les douleurs sont plus ou moins vives. La partie affectée est quelquefois si douloureuse, qu'elle ne peut permettre aucune application , aucun mouvement. Le malade est obligé de garder la même position pour obvier aux douleurs vives qui résultent du moindre mouvement.

La sciatique, dans ses attaques , suit à-peuprès la même marche que la podagre. Les

variations de l'atmosphère agissent puissam-
ment sur cette maladie.

La podagre et la sciatique sur-tout ont été
de tout tems observées fréquemment chez les
gens de cheval. Amatus Lusitanus remarque
que les cavaliers Romains étoient sujets à ces
deux infirmités, parce qu'ils ne se servoient
pas d'étriers.

Hippocrate nous apprend que les Scythes
étoient très-souvent attaqués de ces maladies,
parce qu'ils restoient continuellement à cheval, ce qui, selon lui, les rendoit d'ailleurs
impuissans. D'un autre côté, ce père de la
Médecine observoit que les femmes étoient
peu réglées, ce qu'il rapportoit aux influences éloignées de la lune ; ce n'étoit donc pas
tout-à-fait la faute des Scythes si leurs femmes faisoient peu d'enfans.

Suétone rapporte que l'Empereur Auguste
était sujet à une sciatique qui occupoit toute
la cuisse et la jambe, et qui le faisoit boîter
et cruellement souffrir ; et il ajoute qu'il se
guérissoit par l'usage des bains de sable et
des cataplasmes de roseaux écrasés dans le
vinaigre. Pline confirme l'usage de ces moyens
curatifs usités parmi les Romains.

Démétrius avoit souvent recours à ces
moyens, et on a lieu d'être surpris que Tril-
ler, substituant au mot latin *arenarum* celui

de *habenularum*, ait dit que c'étoit avec des bandes et des atelles, *Ferulis et habenulis*. Springsfeld a combattu cette opinion avec succès : la dispute de ces deux célèbres Auteurs remonte à 1751.

J'ai vu fréquemment en Afrique les Arabes combattre les douleurs rhumatismales par des bains de sable. Ces peuples se font également masser, pour le même objet, dans des bains de vapeurs, et ce moyen a de l'efficacité chez eux ; mais je doute qu'il convînt à des climats plus froids et plus variables.

La podagre et la sciatique sont de ces maladies chroniques qui, si elles ne sont pas incurables, sont au moins d'une très - difficile guérison. C'est ce qui a fait dire à Ovide :

Tollere nodosam nescit medicina podagram.

La sciatique est la plus rebelle de toutes les espèces de gouttes. Indépendamment des bains, des douches et frictions, il faut suivre les conseils que donne la goutte elle-même, dans le discours que lui prête Lucien. Après avoir passé en revue tous les moyens employés sans succès dans les différens tems pour la combattre, elle finit ainsi : *A facientibus haec atque irritantibus me soleo occurere multo iracundior, iis vero qui cogitant*

adversum me nihil, benignam adhibeo men-
tem facilisque ero.

Les personnes d'un âge avancé doivent d'autant plus volontiers suivre ce conseil, qu'elles
ont moins d'espoir de guérison.

Sydenham dit que le meilleur remède de la
douleur est la douleur, quand on a le cou-
rage de la supporter ; car, suivant l'observation de ce grand praticien, elle n'a jamais de
suite fâcheuse, et termine l'accès d'autant
plus vîte, qu'elle est plus violente, tandis que
les moyens que l'on emploie pour l'adoucir
la prolongent le plus souvent, et la font dé-
poser et quelquefois remonter.

Hippocrate observe qu'il s'amasse dans les
parties qui servent de siége à la sciatique,
beaucoup de mucosités ; quelquefois la jambe
se dessèche, s'atrophie et tombe dans cette
espèce de phthisie, *tabes*, qu'il appelle *is-*
chiatique. Le feu appliqué à ces parties peut,
selon lui, prévenir ces accidens.

Quibus a diuturno coxendicis morbo vexa-
tis coxa excidit, his crus tabescit, et clau-
dicant, nisi usti fuerint.

HIPP. *Aphor.* sect. VI, aph. 60.

On a souvent pris pour les premières attaques de goutte, chez des cavaliers, une tumé-

faction rouge et douloureuse de l'articulation des gros orteils, et qui n'était réellement que le résultat d'un frottement trop rude de la branche de l'étrier sur ces parties.

***

DU RHUMATISME.

·Le rhumatisme est une douleur vague, erratique ou fixe des muscles, de leurs membranes, des ligamens des articulations et du périoste, avec fièvre plus ou moins marquée, une pesanteur, un tiraillement dans la partie affectée, et une grande difficulté dans le mouvement.

Le siége du rhumatisme a en général beaucoup de rapport avec celui de la goutte. L'humeur qui produit l'un et l'autre est assez analogue.

Les causes de cette maladie dans la cavalerie sont le passage fréquent de l'air chaud des écuries à un air plus froid, de longues fatigues, le séjour dans des lieux bas et humides, enfin, tous les mouvemens forcés qui déterminent l'arrivée et le séjour des humeurs dans les parties qui sont le siége ordinaire de cette affection, plus gênante et fatigante que dangereuse.

En général, on ne s'attache pas assez dans

la société aux moyens de se préserver de l'in-
fluence des variations subites de température. Ces variations sont cependant les premières causes des maladies nombreuses et
variées qui nous affligent sous les climats
tempérés. Ces contrées sont beaucoup moins
salubres que celles d'une température plus
égale. L'Égypte, limitrophe de la Syrie, mais
d'une égalité de température bien différente
au reste, peut être ici produite comme un
exemple remarquable.

La Syrie est sous un ciel et jouit d'une température variable, et à peu de chose près pareille à nos contrées méridionales d'Europe.

L'Égypte, bornée par d'arides déserts,
jouit, sous un ciel brûlant et serein, d'une
température égale, et où les transitions brus-
ques sont très-rares. C'est sans doute à ces
heureuses conditions qu'il faut rapporter les
succès merveilleux de la Médecine interne et
externe dans ce pays, qui, mieux gouverné,
administré, embelli par les arts, et éclairé
par l'hygiène, redeviendroit ce qu'il fut dans
l'antiquité.

L'expédition de Syrie nous a mis à même
de connoître, d'apprécier la diversité des climats, et de sentir la préférence due à l'Égypte;
mais je renvoie pour cet objet à l'*Histoire
médicale de l'armée d'Orient.*

DES HÉMORRHOÏDES.

Les hémorrhoïdes sont des gonflemens variqueux dépendans de la stagnation du sang, qui se tourne avec la lenteur par les veines hémorrhoïdales dans les mésentériques, la veine-porte et le foie; les causes qui rendent les veines hémorrhoïdales plus sujettes à ces varices, sont l'absence de muscles qui favorisent le retour du sang; le séjour des excrémens dans le rectum, les secousses d'un cheval dur, la lenteur de la circulation abdominale, produit des agitations de l'équitation, les efforts du diaphragme et des muscles du bas-ventre pour l'expulsion des matières stercorales, ordinairement difficile à cause de la constipation ordinaire à la suite des fatigues du cheval, etc.

Les hémorrhoïdes sont sujettes à s'enflammer; elles suppurent quelquefois, et causent des fistules à l'anus. Dans des sujets mal constitués, ces espèces de varices dégénèrent quelquefois en ulcères chancreux.

La guérison des hémorrhoïdes invétérées a été regardée comme impossible; elle est au moins très-difficile.

Lorsque les cavaliers sont atteints de cette

maladie, ils devroient se servir de selles creuses à l'endroit correspondant au fondement, dans le genre de celles dont se servent habituellement les couriers.

DES VARICES.

LES varices sont ces tubercules inégaux, noueux et noirâtres des veines, qui ont coutume de se former en différentes parties de l'habitude du corps, mais le plus souvent aux jambes, aux cuisses, au scrotum, au bas-ventre, et même à la tête, suivant l'observation de Celse.

Cette maladie affecte souvent les jambes et les cuisses des cavaliers, à cause de la compression et de la constriction des jarretières des culottes de peau, des froissemens dans les manœuvres, et des contusions nombreuses auxquelles ils sont exposés.

Plus les varices augmentent, plus elles deviennent douloureuses et incommodes, par la tension que les membranes éprouvent. Elles s'ouvrent même quelquefois et rendent beaucoup de sang, ou elles dégénèrent en des ulcères extrèmement malins.

Les petites varices sont rarement incommodes, aussi n'emploie-t-on guère de moyens pour y remédier. Cependant, pour empêcher qu'un mal aussi peu considérable en apparence , augmente et ne nuise beaucoup au malade , on obtient d'heureux résultats de l'application méthodique d'un bandage expulsif.

Un des meilleurs que l'on ait proposé est sans contredit le bas de peau de chien lacé. Il m'a cependant paru avoir un bien grand inconvénient, c'est de se durcir et de perdre de ses dimensions par la sueur , et de ne pouvoir se nettoyer à volonté , ce qui rend ce moyen très - coûteux. J'ai trouvé beaucoup plus économique et aussi utile de se servir de guêtres lacées d'une forte toile de crêtonne , qui sont souples , se lavent et acquièrent même par-là plus de solidité. Je m'en suis avantageusement servi dans les hôpitaux militaires, et sur-tout dans celui de la garde des CONSULS.

Tous les topiques prônés pour la guérison des varices, n'ont jamais dû leurs succès qu'à l'usage de la compression dont on les a toujours prudemment accompagnés.

DES DOULEURS AUX CUISSES.

HIPPOCRATE dit dans son *IVe livre des Épidémies : Qui equitarunt aut iter fecerunt in lumbis ac femoribus resoluti sunt.* En effet, les cavaliers sont très-sujets à une douleur rhumatismale des cuisses. Souvent ils sont obligés de monter à cheval avec une charge (porte-manteau,) qui, quelquefois, a plus d'un pied de haut ; il faut beaucoup écarter les cuisses pour la franchir, ce qui donne lieu à des douleurs très-aiguës, suite de l'extension forcée des ligamens de l'articulation de la cuisse.

Quand il arrive que le cheval porte son épaule d'un côté, et sa croupe de l'autre, dans ce cas, il donne à son cavalier un écart qui se fait sentir dans les articulations des cuisses et le périné. La douleur est des plus cuisantes, et inévitable sur-tout lorsque le cheval est trop large : elle se propage quelquefois jusque dans les hanches et les reins, et peut donner naissance à une sciatique, ou au moins à une foiblesse que la moindre cause renouvelle.

Quelquefois la frayeur fait jeter précipitamment un cheval de côté ; il retient sa respiration , enfle sa poitrine et décrit une ligne oblique qui écarte brusquement les cuisses du cavalier , et l'expose à des douleurs dans le grand trochanter, qui est, comme on le sait , le point d'insertion de plusieurs muscles.

DES DOULEURS AUX ÉPAULES, AUX MUSCLES ABDOMINAUX, PECTORAUX ET SUR-TOUT AU DIAPHRAGME.

LES gens de cheval d'une constitution foible, et qui montent sur-tout des chevaux durs et fougueux, éprouvent des douleurs particulières à leur état. C'est aux épaules , au bas-ventre, et singulièrement à la poitrine qu'elles se font sentir ; elles l'entourent comme un cercle qui suivroit les fausses-côtes et la région dorsale qui leur correspond.

Le diaphragme dans toute sa continuité et ses points d'insertion , est vivement affecté. La respiration à cheval est difficile, entrecoupée, et souvent suspendue, sur-tout au grand trot et au galop. Le ballottement du foie contribue aussi à cette douleur; mais elle est particulièrement produite par la tension du diaphragme. La gastritide fausse , ou l'inflammation des muscles qui recouvrent la région du petit orbe du foie et l'estomac, se manifeste encore assez souvent chez les cavaliers. Le repos, les bains, les anti-spasmodiques et les frictions huileuses sont suivis d'heureux résultats.

DES ABCÈS GANGRENEUX AU COCCIX.

Il n'est pas rare de voir se former des abcès gangreneux au coccix chez les cavaliers ; ils ont souvent lieu à la suite d'une chûte sur cette partie, ou bien lorsque sautant à cru sur leurs chevaux, les cavaliers tombent à faux et se froissent ; la distension qu'éprouve cet os cause une douleur particulière très-vive, et qui peut être suivie de dépôts plus ou moins graves qui donnent souvent lieu aux fistules à l'anus.

DU RHUME.

Le passage fréquent de l'air chaud des écuries à un air plus froid ; la vapeur chaude qui s'élève des chevaux et des fumiers, que le cavalier respire une partie de la journée, et qui relâche le tissu des poumons, les dispose aux affections catarrhales. Telles sont les causes de cette légère inflammation sur la trachée-artère, le larynx ou les poumons, et que l'on appelle *rhume*. Cette maladie est très - commune dans la cavalerie pendant l'hiver.

Les rhumes sont précédés de pesanteur de tête, d'engourdissement des sens et de lassitude, suivis d'un sentiment de froid dans tout le corps et de frissons dans le dos ; souvent il se joint à ces signes une grande difficulté de respirer, et des douleurs vagues dans les articulations avec fièvre.

Quand l'inflammation a de l'intensité, les symptômes ont un caractère plus violent.

Le rhume peut être en général regardé comme une légère péripneumonie commençante. La principale de ses causes éloignées est la suppression de la transpiration insensible : son traitement varie suivant ses causes et ses symptômes.

DES DOULEURS A LA TÊTE ET A LA RATE, etc.

LES allures trop dures, les sauts d'un cheval indocile, une course rapide et long-tems continuée, produisent une contraction générale chez le cavalier ; alors la respiration est

troublée, le sang engorge les veines abdomi-
nales et les jugulaires, et il résulte de ce bou-
leversement des maux de tête violens, et des
douleurs très-aiguës, sur-tout à la rate, dont
le tissu lâche permet au sang de s'y amasser
et d'y stagner.

Ces mêmes secousses sont encore la cause
des douleurs qu'éprouvent les cavaliers au
ligament suspensoire de la verge, lorsqu'ils
montent à cheval en pantalons ou en culotte
de drap. L'on trouve en effet ce ligament ten-
dre et enflammé. Cet accident est le résultat
des secousses et du ballottement de la verge :
il est quelquefois suivi de crampes et d'insomnies.

On dit communément que l'équitation
donne du ventre, et c'est quelquefois avec
raison. Mais pour se rendre compte de cet
embonpoint, il faut réfléchir à la manière
dont il est produit. Les viscères du bas-ventre
continuellement agités dans les cavaliers,
recevant plus de sang, et en rendant moins,
sont comparables aux bras des maîtres-d'ar-
mes, des forgerons, etc. qui grossissent de
beaucoup.

Toutes ces secousses contribuent beaucoup
à produire les hémorrhoïdes, en retardant
l'ascension du sang par les veines mésentériques, la veine-porte et le foie; la constipation

et l'irritation continue du fondement concourent encore à cet état.

Hippocrate, dans son *VIe. livre des Épidémies*, parle avec sa supériorité de jugement ordinaire des accidens qui sont la suite des diverses genres de fatigues; mais il est inutile d'augmenter cet Essai par une longue citation des écrits de ce grand homme, qui sont entre les mains de tous les vrais Médecins.

Les chûtes sur les genoux, les coudes et le croupion, si fréquentes dans la cavalerie, outre leurs symptômes communs avec les autres chûtes, en ont un particulier; c'est que la résolution des échymoses est rarement parfaite, et qu'il faut avoir recours aux incisions pour évacuer des caillots de sang incapables de se résoudre, parce que ces parties, dépourvues de tissu cellulaire, organe de la résolution, se trouvent aussi trop éloignées de l'action musculaire, qui dans ces circonstances joue un rôle très-actif.

DE LA DIARRHÉE.

Les secousses de l'équitation portent quelquefois le trouble dans les fonctions digestives, et causent des diarrhées abondantes qui fatiguent et épuisent les cavaliers. Elles ont sur-tout lieu lorsque l'on monte à cheval immédiatement après avoir pris des alimens de peu de consistance ; c'est pourquoi dans les régimens on ne doit faire monter à cheval qu'une heure après le repas. J'ai vu des gendarmes éprouver des coliques affreuses, et obligés de quitter leur rang, parce qu'ils avoient monté à cheval immédiatement après avoir mangé la soupe. Il y a des cavaliers qui, avant de monter à cheval, sont obligés de prendre des alimens solides pour éviter des douleurs très-vives au foie et à la rate, que les secousses des allures leur font éprouver lorsqu'ils sont à jeûn. Cependant il est reconnu que l'équitation est très-salutaire dans les dévoiemens rebelles, sur-tout lorsqu'on en use avec ménagement. Les secousses qu'elle procure sont suivies d'une douce chaleur dans tout le bas-ventre, qui ranime sans doute les forces digestives.

Dans le traitement des diarrhées, très-fréquentes en Égypte, j'ai obtenu des succès de l'emploi de ce moyen. Je faisois monter mes malades sur des ânes, monture la plus ordinaire de ce pays, et cet exercice, aidé de l'usage de l'opium sagement appliqué, a guéri même plusieurs vieilles dyssenteries. Pringle, Monro, et le vertueux Lorentz, mort Médecin en chef de l'armée du Rhin, m'avoient

depuis

depuis long-tems inspiré une grande confiance dans l'usage de l'opium pour le traitement de ces maladies. Les succès que j'avois obtenus en administrant ce médicament, dans d'autres armées, ne pouvoient me permettre de l'oublier sur les ruines de Thèbes ; d'ailleurs, notre excellent Médecin en chef, le Professeur Desgenettes, étoit à peine arrivé en Égypte, que saisissant avec cette pénétration rapide qui le caractérise, les causes des diverses maladies qui devoient attaquer l'armée dans ses premiers momens de repos, il s'empressa de nous les faire connoître, et nous traça avec sa précision ordinaire, la marche que nous avions à suivre pour acquérir des idées exactes sur la constitution physique et les maladies de ce pays, et il ne manqua pas sur-tout d'appeler notre attention sur les médicamens que produit l'Égypte, et sur ceux que lui fournit le commerce étendu de l'Asie et d'une immense portion de l'Afrique.

F I N.

E

TABLE

DES MATIÈRES.

9 782329 114484